Anissa Zaouak
Houda Hammami
Samy Fenniche

Eritema pigmentoso bolhoso fixo - uma toxidermia que não deve ser negligenciada

Anissa Zaouak
Houda Hammami
Samy Fenniche

Eritema pigmentoso bolhoso fixo - uma toxidermia que não deve ser negligenciada

Eritema pigmentar bolhoso fixo

ScienciaScripts

Imprint

Any brand names and product names mentioned in this book are subject to trademark, brand or patent protection and are trademarks or registered trademarks of their respective holders. The use of brand names, product names, common names, trade names, product descriptions etc. even without a particular marking in this work is in no way to be construed to mean that such names may be regarded as unrestricted in respect of trademark and brand protection legislation and could thus be used by anyone.

Cover image: www.ingimage.com

This book is a translation from the original published under ISBN 978-620-6-71892-5.

Publisher:
Sciencia Scripts
is a trademark of
Dodo Books Indian Ocean Ltd. and OmniScriptum S.R.L publishing group

120 High Road, East Finchley, London, N2 9ED, United Kingdom
Str. Armeneasca 28/1, office 1, Chisinau MD-2012, Republic of Moldova, Europe
Printed at: see last page
ISBN: 978-620-8-04120-5

Copyright © Anissa Zaouak, Houda Hammami, Samy Fenniche
Copyright © 2024 Dodo Books Indian Ocean Ltd. and OmniScriptum S.R.L publishing group

ERITEMA PIGMENTOSO FIXO BOLHOSO: UMA TOXIDERMIA QUE NÃO DEVE SER NEGLIGENCIADA DR ANISSA ZAOUAK, PROF HOUDA HAMMAMI, PROF SAMY FENNICHE

ÍNDICE DE CONTEÚDOS

INTRODUÇÃO

O eritema pigmentoso bolhoso fixo é uma toxidermia comum caracterizada por manchas arredondadas únicas ou múltiplas que deixam uma sequela de cicatrizes pigmentadas. Se o medicamento causador for reintroduzido, as lesões reaparecem no mesmo local, deixando uma pigmentação residual. Todas as idades são afectadas. Os fármacos mais frequentemente responsáveis são os anti-inflamatórios não esteróides, os antibióticos e os antimaláricos sintéticos [1,2]. A EPF é um modelo de hipersensibilidade retardada aos fármacos mediada por linfócitos T CD8 [3]. O início desta toxidermia é curto, variando de alguns dias a 2 semanas. As lesões cutâneas únicas ou múltiplas são de topografia cutânea e/ou mucosa variável, mais frequentemente na face e no tronco.A EPF bolhosa é uma forma clínica rara de EPF. Pode ser localizada ou generalizada. Esta forma rara é clinicamente grave e pode ser confundida com outras dermatoses bolhosas, como a necrólise tóxica epidérmica, o eritema multiforme major e as dermatoses bolhosas autoimunes. Poucos estudos tunisinos se debruçaram sobre esta forma rara e grave de EPF, daí o interesse deste estudo retrospetivo, monocêntrico e descritivo realizado no Serviço de Dermatologia do Hospital Habib Thameur, em Tunes, ao longo de 17 anos (janeiro de 2000 a dezembro de 2016). O objetivo deste estudo é examinar as características epidemiológicas, clínicas, terapêuticas e evolutivas do eritema pigmentoso bolhoso numa série hospitalar de 16 casos.

MÉTODOS

1. Tipo de estudo

Este é um estudo descritivo retrospetivo de todos os casos de eritema pigmentar bolhoso fixo seguidos no Serviço de Dermatologia do Hospital Habib Thameur em Tunes durante um período de 17 anos, de janeiro de 2000 a dezembro de 2016.

2. População do estudo

Estudámos 54 casos classificados como eritema pigmentar multiforme. Foram retidos 16 casos de eritema pigmentar fixo bolhoso confirmados por exame anatomopatológico e por um inquérito de farmacovigilância.

2.1 Critérios de inclusão

Foram incluídos todos os casos em que o diagnóstico de eritema pigmentoso bolhoso foi confirmado por estudo anatomopatológico e investigação de farmacovigilância.

2.2 Critérios de não inclusão

Não foram incluídos registos de doentes com eritema pigmentoso fixo não bolhoso.

2.3 Critérios de exclusão

Excluímos deste estudo os doentes cujos registos médicos não puderam ser utilizados por falta de dados.

3 Recolha de dados

O instrumento de investigação utilizado no estudo foi uma ficha de informação pré-estabelecida que continha dados epidemiológicos, clínicos e paraclínicos, e a evolução foi registada. Essas informações foram coletadas dos prontuários médicos dos pacientes.

3.1 Dados epidemiológicos

•A idade, o sexo, a morada, o nível de escolaridade e a profissão do doente.

•História pessoal:

Médico: atopia, alergias a medicamentos Cirúrgico

3.2 Dados

•História da doença, início e duração dos sintomas

•Cronologia do aparecimento de sinais cutâneos em relação à ingestão de medicamentos

•Período de consulta

3.3 Dados do exame físico

- Sinais gerais: estado geral, temperatura, estado de hidratação, etc.

- Sinais cutâneos: lesões elementares (bolhas, máculas, erosões, placas, etc.),

número de lesões e sua topografia.

- Sinais pleuropulmonares: ritmo respiratório, presença de estertores, etc.

- Sinais cardiovasculares: ritmo cardíaco, tensão arterial, etc.

- Sinais abdominais: hepatomegalia, esplenomegalia, refluxo hepatojugular.

3.4 Dados das consultas especializadas :

- Consulta em matéria de farmacovigilância

3.5 Dados paraclínicos :

Ensaios biológicos :

•Hemograma (CBC)

•Velocidade de sedimentação (ESR), proteína C reactiva (CRP), fibrinogénio,

eletroforese de proteínas (PEE).

•Transaminases (ASAT/ALAT), Fosfatasealcalina (PAL), Gamaglutamiltransferase (γGT), bilirrubina total e direta.

•Ionograma sanguíneo, creatinina.

3.6 Estudo anatomopatológico :

3.7 Dados do inquérito de farmacovigilância: pontuação de imputabilidade, testes cutâneos de medicamentos.

3.8 Argumentos de diagnóstico :

•Diagnóstico positivo com base em critérios clínicos e confirmação histológica.

3.9 Dados terapêuticos :

•Tratamentos locais: cremes calmantes, dermocorticóides

•Tratamentos sistémicos: corticosteróides sistémicos

3.10 Evolução :

Duração do acompanhamento após o diagnóstico. Evolução: recidiva, recuperação, perda de visão.

4. Hardware informático e análise estatística :

Os dados para o nosso estudo foram introduzidos utilizando o Excel 2010 e analisados utilizando o SPSS 20.

5. Pesquisa bibliográfica :

Utilizámos os motores de busca Pub Med e Google Scholar e os sítios Web Sciencedirect, clinicalkey e Embase. As palavras-chave utilizadas foram: fixed drug eruption, bullous fixed drug eruption, drug eruption

6. Considerações éticas e conflito de interesses :

Não temos conflitos de interesses a declarar.

RESULTADOS

1. Epidemiologia :

1.1 Impacto :

O impacto do eritema pigmentado é estimado em 0,9/10000consultores/ano.

1.2 Idade :

No nosso estudo, a idade média foi de 42,85 anos, com extremos que variaram de 2 anos e meio a 80 anos.

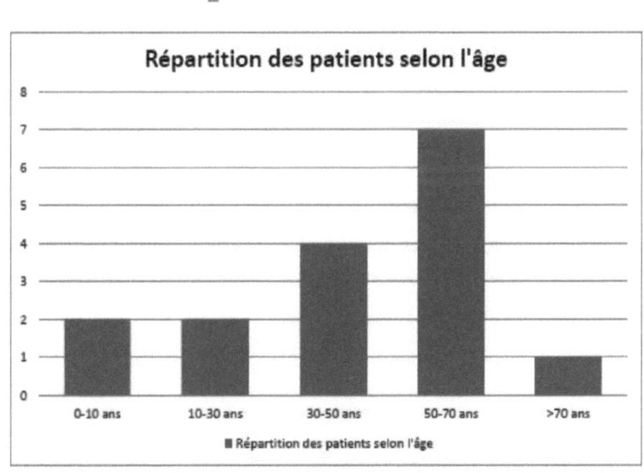

Figura 1: Distribuição etária dos doentes

1.3 Género :

No nosso estudo, a relação sexual M/F foi de 1,28.

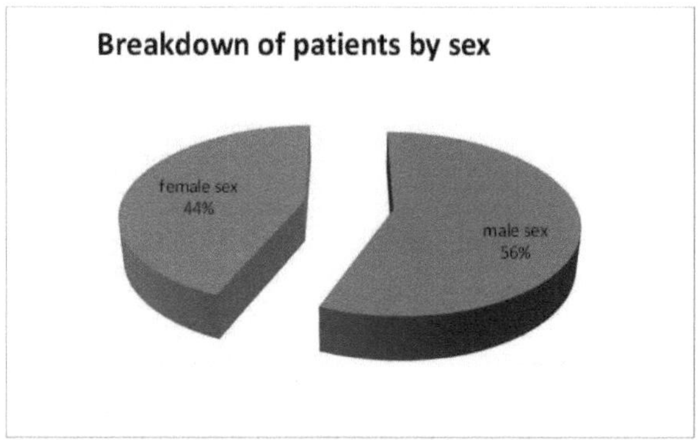

Figura 2: Repartição dos doentes por género

1.4   Repartição dos doentes por idade e sexo :

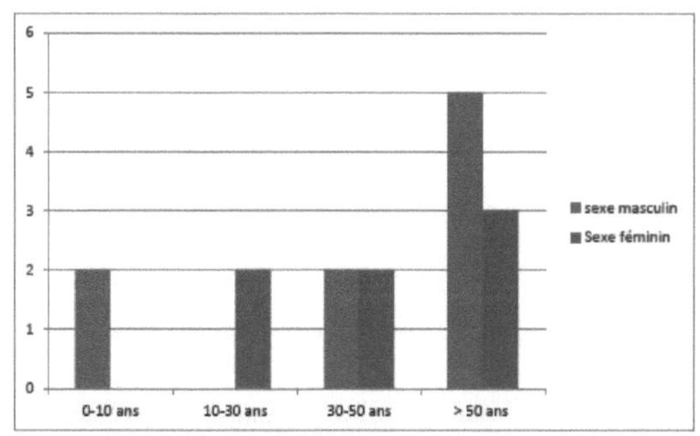

Figura 3: Repartição dos doentes por idade e sexo

2. Estudo clínico :

2.1 Aspeto clínico da EPF bolhosa :

Nos nossos doentes, a apresentação clínica foi dominada pela presença de bolhas tensas com conteúdo hemorrágico assentes em pele eritemato-púrpura. Em alguns doentes, as bolhas tinham-se rompido, deixando extensas erosões pós-bolhosas sobre pele arroxeada. O envolvimento cutâneo foi localizado em 8 doentes e generalizado em 8 doentes. O envolvimento cutâneo isolado ocorreu em 7 doentes, o envolvimento mucoso isolado em 3 doentes e o envolvimento mucocutâneo em 6 doentes.

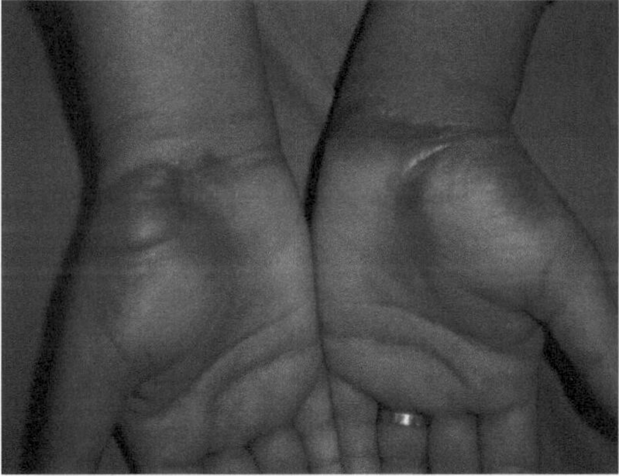

Figura 4: Manchas arroxeadas nas palmas das mãos encimadas por bolhas tensas com conteúdo hemorrágico (caso 11).

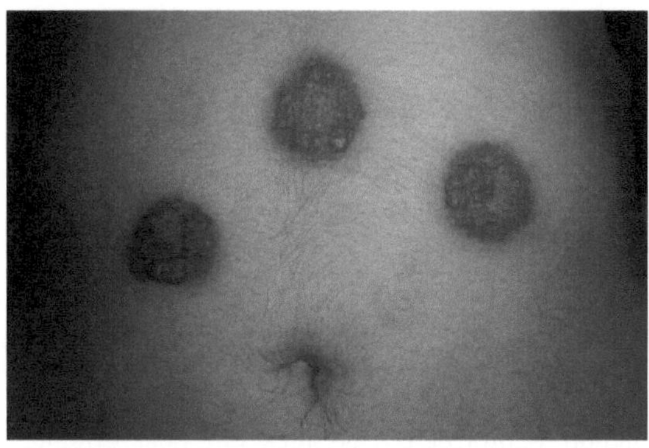

Figura 5: Três manchas arroxeadas encimadas por bolhas vesiculares no abdómen (caso 16)

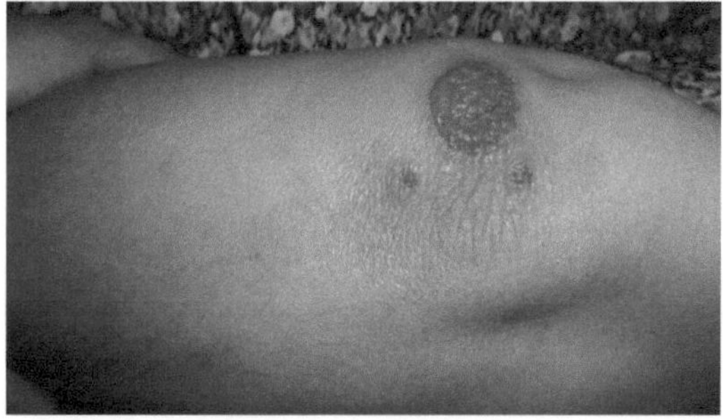

Figura 6: Bolhas no cotovelo com conteúdo hemorrágico (caso 9)

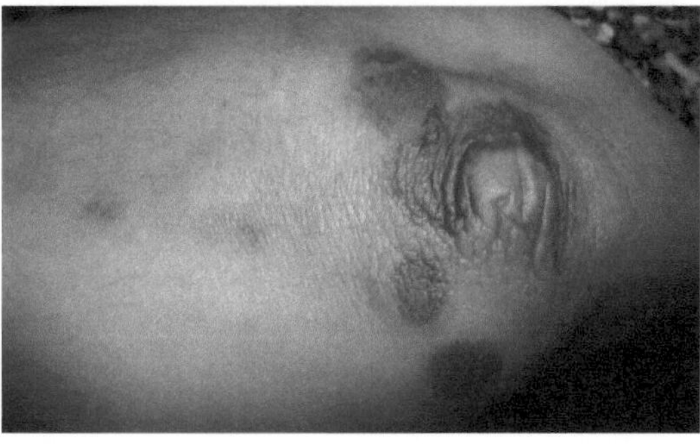

Figura 7: Erosões pós-bolhosas no cotovelo (caso 9)

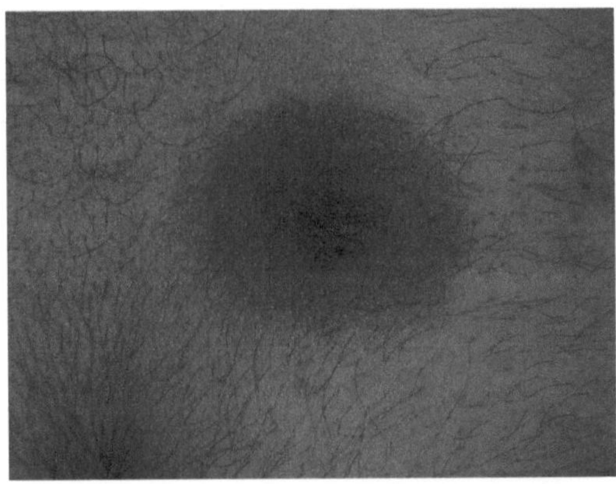

Figura 8: Placa eritematoviolácea arredondada com centro bolhoso (caso 2)

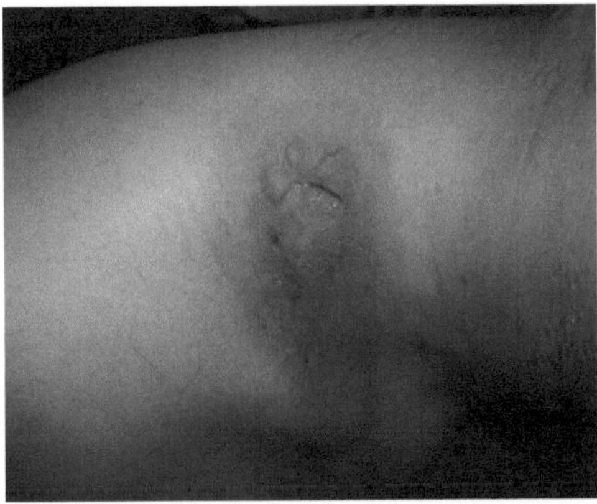

Figura 9: Erosão pós-bolhosa do ombro num fundo eritema-violeta (caso 6)

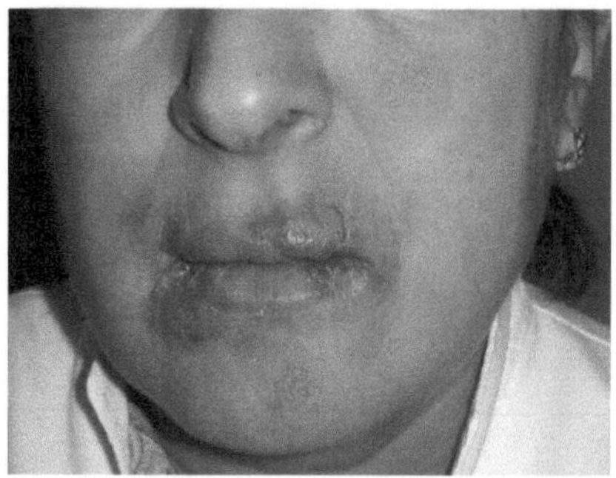

Figura 10: Múltiplas manchas eritema-violáceas na face, com bolhas em alguns locais (caso 14)

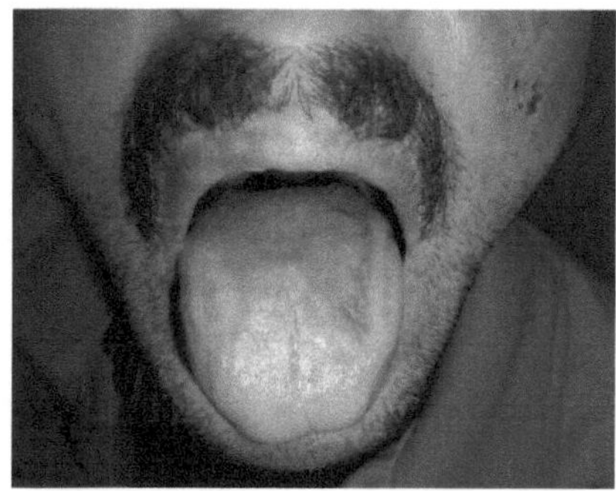

Figura 11: Erosão linear na língua (caso 7)

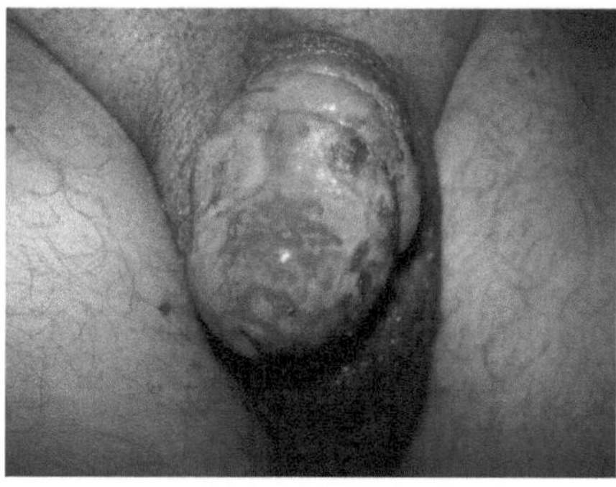

Figura 12: Placa erosiva pós-bolhosa da glande do pénis e da prega balanoprepucial (caso 6)

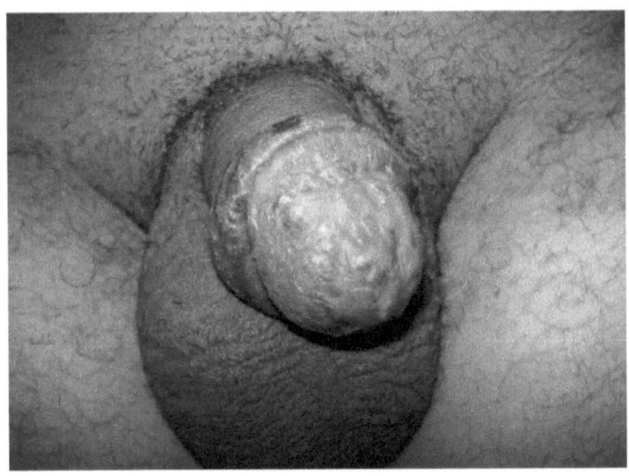

Figura 13: Erosões cobertas de crostas na glande do pénis e na prega

balanoprepucial (caso 8)

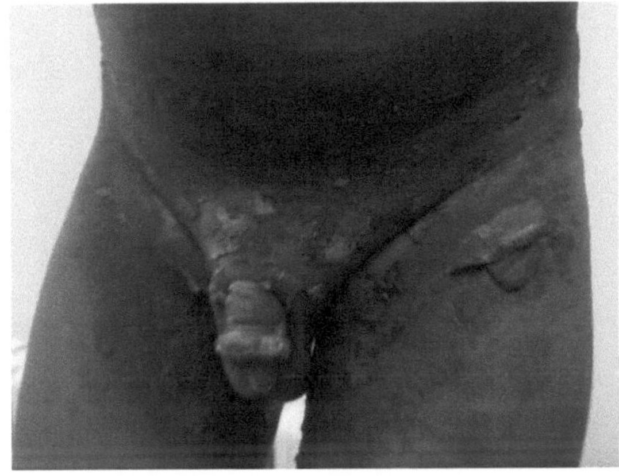

Figura 14: Vasta placa de bolhas e erosões pós-bolhosas do períneo numa

criança (caso 1)

2.2 Número de lesões :

Na nossa série, o número de lesões bolhosas variou de uma placa com centro bolhoso ou uma erosão pós-bolhosa a várias bolhas e erosões pós-bolhosas.

2.3 Localização das lesões :

Na nossa série, o envolvimento cutâneo foi isolado em 7 casos, o envolvimento mucoso isolado da mucosa bucal ou genital em 3 casos e o envolvimento cutâneo-mucoso em 6 casos.

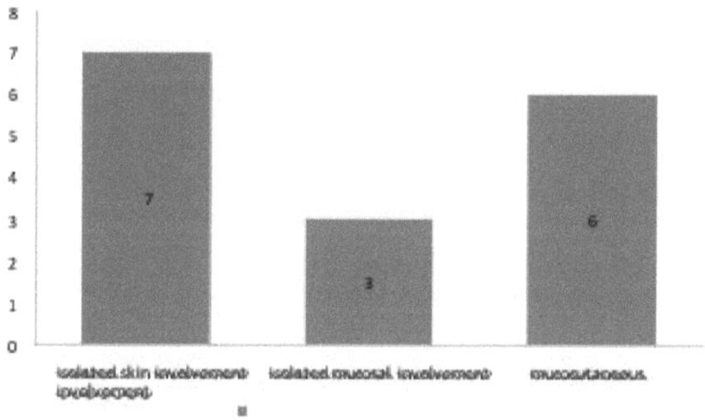

Figura 15: Distribuição do envolvimento cutâneo por local

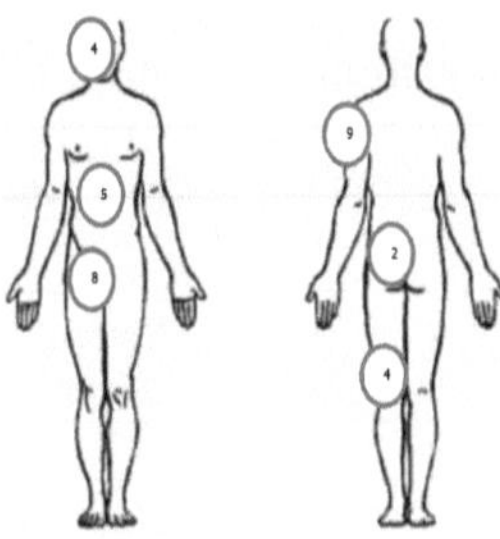

Figura 16: Localização das lesões bolhosas da EPF

3. Cronologia do aparecimento de lesões por em relação à ingestão de medicamentos:

O aparecimento das lesões cutâneas variou de algumas horas a alguns dias.

4. Medicamentos implicados na génese da EPF :

Os principais medicamentos implicados na génese do eritema pigmentoso bolhoso foram os AINEs em 12 casos, seguidos dos antibióticos em 4 casos.

Tabela I: Fármacos implicados no eritema pigmentoso bolhoso fixo

Droga ilícita	Número de casos
Anti-inflamatórios não esteróides	12 casos
Ácido mefenâmico (Inflamyl®)	4 casos
Diclofenac (Voltarene®)	1 caso
Ibuprofeno (Ibuprophen®)	4 casos
Tenoato de sódio (Toufilex®)	2 casos
Oxicam (Roxan®)	1 caso
Antibióticos	4 casos
Doxiciclina (Doxiciclina®)	2 casos
Sulfametoxazol (Bactrim®)	2 casos

5. Estudo anatomopatológico :

O exame anatomopatológico revelou necrose queratinocítica, por vezes confluente, que pode ser responsável pelo descolamento epidérmico. O infiltrado mononuclear afectava a derme superficial e profunda e era constituído por linfócitos, neutrófilos e eosinófilos de topografia intersticial e perivascular. Por vezes, verificava-se uma acumulação de melanófagos na derme superficial. Os testes de imunofluorescência direta em 4 casos foram negativos.

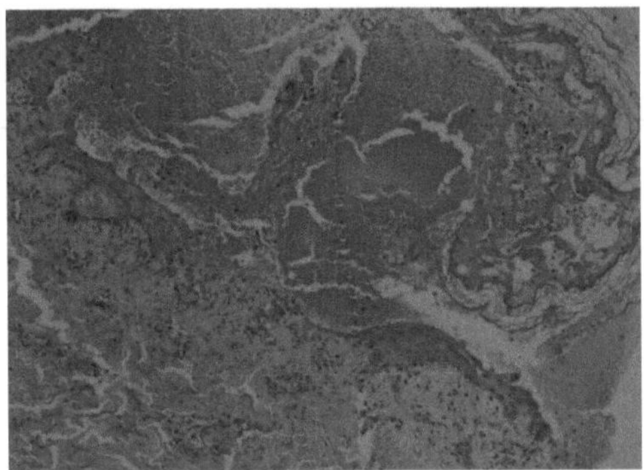

Figura 17: Epiderme destacada em subepiderme necrótica coberta por

queratina laminada (HEX40)

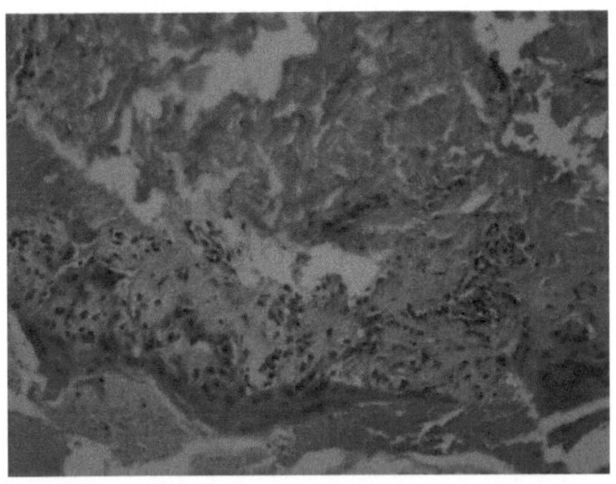

Figura 18: Infiltrado inflamatório da derme constituído por linfócitos, PNN

e PNE (HEX100)

6. Tratamento :

Este quadro resume os tratamentos efectuados pelos nossos pacientes na nossa

série.

Quadro II: Tratamentos recebidos pelos doentes

Tratamento recebido	Número de pacientes
Terapia geral com corticosteróides e dermocorticóides	8 pacientes
Dermocorticóides	8 pacientes
Cremes calmantes	3 pacientes

7. Evolução :

Todos os nossos doentes evoluíram bem com o tratamento local e/ou geral. Os doentes que foram submetidos a uma investigação de farmacovigilância não registaram qualquer recorrência.

8. Quadro de síntese :

Quadro III: Quadro recapitulativo de todas as observações

Doente	Idade	Género	Episódio de o EPF borbulhante	Tempo até ao início da a erupção	Sede social EPF bolhoso	de	Medicamentos incriminado	Pontuação imputável ilidade (Naranjos manter)	Pontuação de imputabilidade tee (Begaud et al)
1	2anose metade	M	1er episódio	24 horas	localiza do		AINES	7	I3
2	42 anos de idade	M	1er episódio	24 horas	localiza do		ATB (Bactrim)	7	I3
3	55 anos de idade	M	Recorrên cia	Algumas horas	localiza do		AINES	8	I4

4	61 anos de idade	M	Recorrência	Não especificado	Localizado	AINES	7	I3
5	80 anos de idade	M	1er episódio	Alguns dias	generalizada	AINES	7	I3
6	51 anos de idade	M	Recorrência	24 horas	generalizada	ATB (Doxy)	8	I4
7	42 anos de idade	M	Recorrência	8 horas	generalizada	AINES	9	I4
8	41 anos de idade	M	1er episódio	3 dias	generalizada	ATB (Bactrim)	7	I3
9	60 anos de idade	F	1er episódio	2 dias	generalizada	AINES	7	I3
10	50 anos de idade	F	Recorrência	Alguns dias	localizado	AINES	8	I4
11	50 anos de idade	F	1er episódio	24 horas	Localizado	ATB (Doxy)	7	I3
12	52 anos de idade	F	1er episódio	Alguns dias	generalizada	AINES	7	I3
13	8 anos de idade	M	1er episódio	24 horas	localizado	AINES	8	I3
14	56 anos de idade	F	Recorrência	Alguns dias	generalizada	AINES	8	I4
15	26 anos de idade	F	Recorrência	24 horas	generalizada	AINES	8	I4
16	19 anos de idade	F	1er episódio	3 dias	localizado	AINES	7	I3

1. Revisões do nosso estudo :

O nosso estudo relatou as principais características clínicas do eritema pigmentoso bolhoso fixo, uma toxidermia rara. Pode afetar homens e mulheres, adultos e crianças. Na nossa série, os fármacos incriminados na génese do eritema pigmentoso bolhoso foram principalmente os AINEs e os antibióticos. Devido ao seu carácter bolhoso, esta toxidermia pode simular várias dermatoses bolhosas como o pênfigo, o penfigoide bolhoso, o eritema multiforme, mas também toxidermias com prognóstico grave como a necrólise epidérmica tóxica, daí o interesse deste estudo. Na nossa série, o envolvimento das mucosas foi frequente, tornando o diagnóstico por vezes difícil devido à ausência de pigmentação residual. As limitações do nosso estudo prendem-se essencialmente com o reduzido número de doentes (16), explicado pela raridade deste tipo de toxidermia bolhosa.

2. Epidemiologia :

2.1 Impacto :

A incidência da EPF varia de país para país, oscilando entre 2,5% e 22%. A incidência da variante bolhosa não foi especificada na literatura devido às dificuldades de diagnóstico desta variante [4].

2.1.1. Em todo o mundo :

Quadro IV: Principais séries sobre eritema pigmentar multiforme a nível mundial

Autor	Ano	série	País	Duração de o estudo
Nnoruka et al[5]	2006	81	Nigéria	3 anos
Brahimi et al [6]	2010	59	França	3 anos
Atadokpédé e al[7]	2011	155	Benim	11 anos de idade
Ognongo-Ibiaho e al[8]	2012	54	Congo	27 meses
Saka et al[9]	2012	321	Togo	6 anos de idade
Rahman et al[10]	2013	120	Bangladesh	Não especificado
Jung et al[11]	2014	134	Korée	11 anos de idade
Heng et al[12]	2014	126	Singapura	5 anos
Kavoussi et al [13]	2015	30	Irão	10 anos

2.1.2. Na Tunísia :

Na nossa série, a incidência a foi estimada à 0,9/10000 pacientes/ano, indicando a raridade desta toxidermia.

Na Tunísia, foram efectuados três estudos principais sobre o eritema pigmentar fixo, conforme descrito no Quadro V.

Quadro V: Principais estudos sobre eritema pigmentar fixo na Tunísia

Autor	Ano	série	Duração estudo	Tunísia	Trabalho
Zaiem[14]	2010	21 casos	4 anos	Tunísia	Memória
Kastalli[15]	1999	120	12 anos de idade	Tunísia	Tese
Aouina[16]	2016	221cas	15 anos de idade	Tunísia	Tese
O nosso estudo	2017	16 casos	17 anos de idade	Tunísia	Memória

2.2 Idade :

A EPF bolhosa pode afetar todas as idades, com predominância em adultos jovens. A idade média na nossa série foi de 42,85 anos. Na nossa série, tivemos duas crianças com EPF bolhosa. O eritema pigmentoso bolhoso afecta pessoas de todas as idades, incluindo crianças e idosos [4,17].

2.3 Género :

Na nossa série, o rácio entre os sexos M/F foi de 1,28. A FEP bolhosa pode afetar igualmente homens e mulheres sem predominância de género [18].

3. Fisiopatologia do eritema pigmentoso fixo :

O eritema pigmentar fixo é um modelo de hipersensibilidade retardada mediada por linfócitos T CD8+. Os linfócitos CD8 intraepidérmicos desempenham um papel importante no desenvolvimento da doença. Nas lesões de eritema pigmentar fixo, estes linfócitos T têm um fenótipo efector de memória. Estes linfócitos CD8 são detectados em lesões de eritema pigmentar fixo e são responsáveis por danos nos tecidos [3].

4. Estudo clínico :

4.1 Aspeto clínico :

O eritema pigmentoso bolhoso pode ser localizado ou generalizado. Na nossa série, a EPF bolhosa era localizada em 8 doentes e generalizada em 8 doentes. A EPF generalizada caracteriza-se por numerosas (>10) placas edematosas vesiculobolhosas bem definidas na pele eritematosa e arroxeada, envolvendo pelo menos 3 locais. Na nossa série, 8 doentes tinham envolvimento genital, o que é comum na EPF bolhosa, afectando principalmente a glande do pénis nos doentes do sexo masculino. O eritema pigmentar fixo bolhoso das mucosas pode ter um aspeto bolhoso, erosivo, aftoide ou eritematoso [1,2].

4.2 Sede social :

Na nossa série, a localização mais frequente foi a dos membros superiores (9 doentes), seguida dos órgãos genitais externos (8 doentes) e depois dos membros inferiores (6 doentes). Este facto foi confirmado em várias séries da literatura.

5. Medicamentos responsáveis pela EPF bolhosa :

Na nossa série, os fármacos incriminados na génese do eritema pigmentoso bolhoso foram essencialmente AINEs e antibióticos. O Quadro VI resume os diferentes fármacos implicados na génese do EPF bolhoso na literatura.

Tabela VI: Fármacos responsáveis pelo eritema pigmentoso bolhoso na literatura

Medicamentos	Autor	Ano
Doxiciclina	Nitya et al [19] Podder et al [20]	2013 2016
Tadalafil	Grimaux et al [21]	2016
Bromexina	Vide et al [22]	2016
Fluconazol	Slawinska et al [23]	2017
Azitromicina	Das et al [24]	2016
Paracetamol	Agarwala et al [25]	2016
Produto de contraste iodado	Epskamp et al [26]	2016
Fenitoína	Jain et al [27]	2015
Pseudoefedrina	Bellini et al [28]	2016
Ciprofloxacina	Nair et al [29]	2015
Vacina contra a febre amarelo	Sako et al [30]	2014
Vacina contra a gripe	Garcia Doval et al [31]	2001
Flurbiprofeno	Balta et al [32]	2014
Óvulo de metronidazol	Hermida et al [33]	2011
Naproxeno	Bandino et al [34]	2009
etoricoxib	Duarte et al [35]	2010
flecainida	Knapp et al [36]	2009
Nimesulida	Kumaran et al [37]	2004
Rifampicina	Goel et al [38]	2001
Paclitaxel	Young et al [39]	1996
Metronidazol por via oral	Bhargava et al [40]	1996
Eritromicina	Naïk et al [41]	1976

6. Estudo anatomopatológico :

O exame patológico revelou dermatite de interface com linfócitos na junção dermo-epidérmica e vacuolização basal das células epidérmicas associada a necrose dos queratinócitos. No infiltrado dérmico encontram-se PNNs, PNEs e abcessos granulocíticos intra-epidérmicos. Podem ser encontrados melanófagos na derme superficial. O diagnóstico diferencial histológico pode ser o eritema multiforme ou o penfigoide bolhoso [2].

7. Diagnóstico: Diagnóstico positivo :

O diagnóstico é suspeitado clinicamente e confirmado histologicamente. Para o medicamento em questão, é utilizada uma boa anamnese e a investigação de farmacovigilância. Estão disponíveis pontuações de imputabilidade intrínseca (Apêndice 4) e extrínseca, que podem ajudar a determinar a imputabilidade do medicamento, especialmente em doentes polimedicados [42]. O diagnóstico definitivo da imputabilidade do fármaco é o teste cutâneo ou o teste de provocação oral.

7.1 Diagnóstico diferencial :

O principal diagnóstico diferencial do eritema pigmentar bolhoso generalizado é a necrólise epidérmica tóxica. O quadro seguinte resume as diferenças entre o

EPF bolhoso generalizado e a necrólise epidérmica tóxica.

- Se a forma genital: o diagnóstico pode ser feito com uma recorrência herpética ou pênfigo

- Se forma bolhosa: para além da necrólise epidérmica tóxica, o diagnóstico pode ser feito com eritema multiforme ou dermatoses. bolhosas auto-imunes, como o pênfigo ou a dermatose linear por Ig A [43,44].

Quadro VII: Diagnóstico diferencial do eritema pigmentar bolhoso fixo

	EPF bolhosa generalizada	Necrólise epidérmico tóxico
Idade	>60 anos	30-60 anos de idade
História de toma de medicamentos ou história de um episódio semelhante	frequentes	raro
Tempo entre a ingestão do medicamento e a erupção	Curto <2 dias até 14 dias	14 dias +ou - 7 dias
Pele normal	Intervalos largos	Poucos intervalos
Lesões bolhosas	Bem limitado Envolvimento palmar-plantar Pigmentação sub secundário	Confluente, simétrico Alvos atípicos
Re-epidermização	Precoce <10 dias	Longo >15 dias
Cura	Sem pigmentação, pigmentação subjacente	Sim, cicatrizes membranas mucosas
Pele de superfície descolamento da epiderme	Moderado	Elevado
Lesões das mucosas	Limitada Poucas erosões <=1 local	Envolvimento da membrana mucosa principais >=2 sítios
Estado geral	Retido Temperatura<38,5° C	Estado geral de saúde Temperatura >=38,5° C

Histologia	Infiltração significativa de células P E e	Necrose epidérmica alargado
	melanófagos dérmicos Níveis baixos de CD56 intra-epidérmico e células que expressam granulisina	Níveis elevados de CD56 e granulisina+ intra-epidérmica
Níveis séricos de granulisina	Baixa	Elevado

8. Tratamento :

8.1 Meios terapêuticos :

O tratamento é essencialmente sintomático e o tratamento etiológico baseia-se essencialmente na interrupção do tratamento suspeito enquanto a causa é confirmada por uma investigação de farmacovigilância adequada.

- Banhos anti-sépticos

- Cremes tópicos: dermocorticóides e cremes cicatrizantes

- Colutório e gotas para os olhos

- Analgésicos

- Cuidados de enfermagem: aplicação de pensos não adesivos em erosões pós-bulbares

- Terapia com corticosteróides orais numa dose de 0,5mg/kg/d, ciclosporina, IGIVs

8.2 Indicações :

-Se a forma localizada não for demasiado extensa: tratamento com

dermocorticóides e cremes cicatrizantes

- Se for uma forma bolhosa generalizada com sinais sistémicos: hospitalização

numa unidade de cuidados intensivos, terapia sistémica com corticosteróides,

ciclosporina ou IGIV, dependendo da gravidade do quadro clínico [45,46].

- Se a mucosa ocular estiver afetada: instilação de colírios antibióticos e anti-

inflamatórios

- Se a mucosa oral estiver afetada: elixir bucal com clorexidina

9. Evolução e prognóstico :

O eritema pigmentoso fixo bolhoso tem geralmente um bom prognóstico, com

uma reepidermização rápida e uma mortalidade mais baixa [44,47].

10. Testes cutâneos e eritema pigmentoso fixo :

Os testes de contacto no eritema pigmentar fixo são um método de diagnóstico

prático para determinar o fármaco responsável. De acordo com as

recomendações da Sociedade Europeia de Dermatite de Contacto, os testes de

contacto podem ser realizados com o medicamento na sua forma comercializada, diluído a 30% em vaselina.

11. Tratamento do eritema pigmentoso bolhoso fixo :

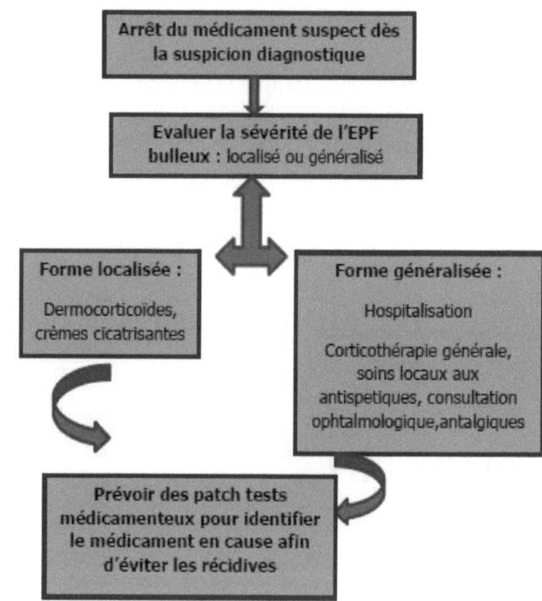

Figura 19: Tratamento do eritema pigmentar bolhoso fixo

CONCLUSÕES

O eritema pigmentoso fixo bolhoso é uma toxidermia comum caracterizada por manchas arredondadas únicas ou múltiplas que deixam uma cicatriz sequelar pigmentada. Se o medicamento causador for reintroduzido, as lesões reaparecem no mesmo local, deixando uma pigmentação residual. Todas as idades são afectadas. Os medicamentos mais frequentemente responsáveis são os anti-inflamatórios não esteróides, os antibióticos e os antimaláricos sintéticos [1,2]. A FEP é um modelo de hipersensibilidade retardada aos fármacos mediada por linfócitos T CD8 [3]. A FEP bolhosa é uma forma clínica rara e grave de FEP. Pode ser localizada ou generalizada. Esta forma rara é clinicamente grave e pode ser confundida com outras dermatoses bolhosas, como a necrólise tóxica epidérmica, o eritema multiforme major e as dermatoses bolhosas auto-imunes. O objetivo do nosso estudo foi investigar as características epidemiológicas, clínicas, terapêuticas e evolutivas do eritema pigmentoso bolhoso numa série hospitalar de 16 casos. Realizámos um estudo retrospetivo, monocêntrico e descritivo no Serviço de Dermatologia do Hospital Habib Thameur de Tunes ao longo de 17 anos (janeiro de 2000-dezembro de 2016), incluindo 16 casos.Na nossa série, a incidência de eritema pigmentoso fixo foi avaliada em 0,9 casos. Na nossa série, a incidência de eritema pigmentoso fixo foi avaliada em 0,9 casos /10 000 consultores/ano, o que indica a raridade desta toxidermia. A idade média foi de 42,85 anos. A EPF bolhosa pode afetar todas as idades, com predominância em adultos jovens. As crianças também podem ser afectadas (2 casos na nossa série). A relação entre os sexos M/F foi de 1,28. Nos nossos doentes, a apresentação clínica foi dominada pela presença de bolhas tensas com conteúdo hemorrágico sobre pele eritematosa e arroxeada. Em alguns doentes, as bolhas romperam-se, deixando vastas erosões pós-bolhosas na pele arroxeada. O envolvimento cutâneo foi localizado em 8 doentes e generalizado em 8 doentes. O envolvimento cutâneo isolado ocorreu em 7 doentes, o envolvimento mucoso isolado em 3 doentes e o envolvimento mucocutâneo em 6 doentes. O local mais frequente de aparecimento das lesões foram os membros superiores, seguidos dos genitais externos e depois dos membros inferiores, o que está de acordo com os dados da literatura. O início das lesões cutâneas foi variável, desde algumas horas a alguns dias após a toma do fármaco.Os principais fármacos implicados no desenvolvimento do eritema pigmentoso bolhoso foram os AINEs em 12 casos, seguidos dos antibióticos em 4 casos.O estudo anatomopatológico efectuado em todos os doentes revelou necrose queratinocítica, por vezes confluente, que pode ser responsável pelo descolamento epidérmico. O infiltrado mononuclear envolvia a derme superficial e profunda e era constituído por linfócitos, neutrófilos e eosinófilos de topografia intersticial e perivascular.O episódio de EPF bolhoso foi inaugural em 9 doentes e uma recidiva em 7 doentes. Foi efectuada uma investigação de farmacovigilância em todos os doentes para identificação do fármaco envolvido, tendo o score de imputabilidade intrínseca do fármaco variado entre I3 provável em 10 doentes e I4 muito provável em 6 doentes. Em dois doentes foram efectuados testes cutâneos de identificação do fármaco suspeito. Oito doentes foram tratados com corticosteróides sistémicos e 8 doentes foram tratados com corticosteróides locais e o fármaco suspeito foi descontinuado, com uma boa evolução clínica. Os pontos fortes do nosso estudo residem no facto de termos tentado identificar esta variedade bolhosa rara de EPF, que pode ser confundida com outras dermatoses bolhosas auto-imunes ou outras toxidermias mais graves, como a necrólise epidérmica tóxica. O objetivo deste estudo foi descrever as características clínicas desta toxidermia, que afecta frequentemente as membranas mucosas, e realçar o contributo das investigações de farmacovigilância na identificação do fármaco suspeito, prevenindo assim futuras recorrências.

REFERÊNCIAS

1. Valeyrie-Allanore L, Lebrun-Vignes B, Bensaid B, Sassolas B, Barbaub A. Eritema pigmentado fixo: Epidemiologia, fisiopatologia, características clínicas, diagnóstico diferencial e controlo terapêutico. Ann Dermatol Venereol. 2015;142(11):701-6.

2. Ozkaya E. Erupção fixa provocada por medicamentos: estado da arte. J Dtsch Dermatol Ges. 2008;6(3):181-8.

3. Shiohara T, MizukawaY. Erupção fixa medicamentosa: uma doença mediada por respostas auto-infligidas de células T intra-epidérmicas. Eur J Dermatol. 2007;17:201-8.

4. Lee AY. Erupções medicamentosas fixas Incidência, reconhecimento e prevenção. Am J Clin Dermatol. 2000;1(5):277-85.

5. Nnoruka EN, Ikeh VO, Mbah AU. Erupção fixa provocada por medicamentos na Nigéria. Int J Dermatol. 2006;45(9):1062-5

6. Brahimi N, Routier E, Raison-Peyron N, Tronquoy AF, Pouget-Jasson C, Amarger S et al. A three-year-analysis of fixed drug eruptions in hospital settings in France. Eur J Dermatol. 2010;20(4):461-4.

7. Atadokpédé AF, Adégbidi H, Yédomon HG, Koudoukpo C, Agbessi N, Gnossike J et al. Erupção fixa medicamentosa em Cotonou, Benim, de 1998 a 2008. Ann Dermatol Venereol. 2011;138(4):320-2.

8. Ognongo-IbiahoAN,AtandaHL. Estudo epidemiológico da erupção fixa medicamentosa em Pointe-Noire. Int J Dermatol. 2012;51(1):33-5.

9. Saka B, Kombaté K, Médougou BH, Akakpo S, Mouhari-Toure A, Boukari T et al. Erupção fixa medicamentosa em dermatologia em Lomé (Togo): um estudo retrospetivo de 321 casos. Bull Soc Pathol Exot. 2012;105(5):384-7.

10. RahmanMH.Fixed drug eruption in Bangladeshi population: confirmed by provocative test. Int J Dermatol. 2014;53(2):255-8.

11. Jung JW, Cho SH, Kim KH, Min KU, Kang HR. Características clínicas da erupção medicamentosa fixa num hospital terciário na Coreia. Allergy Asthma Immunol Res. 2014;6(5):415-20.

12. Heng YK, Yew YW, Lim DS, Lim YL. Uma atualização das erupções medicamentosas fixas em Singapura.J Eur Acad Dermatol Venereol. 2015;29(8):1539-44.

13. Kavoussi H, Rezaei M, Derakhshandeh K, Moradi A, Ebrahimi A, RashidianHet al. Características clínicas e características dos medicamentos de pacientes com erupção fixa generalizada de medicamentos no oeste do Irã (2005-2014). Dermatol Res Pract. 2015;2015:236703.

14. Zaïem A. Apport des patch tests dan le diagnostic de l'érythème pigmenté fixe [Mémoire]. Medicine: Tunis; 2010. 47p

15. Kastalli S. Eritema pigmentar fixo: diagnóstico clínico e responsabilidade medicamentosa [Tese]. Medicina: Tunis; 1999. 76p

16. Aouina H. Diagnóstico clínico e imputabilidade medicamentosa do eritema pigmentar fixo [Tese]. Medicina: Tunis; 2016. 73p

17. Raman M, Pandhi RK. Erupção fixa de medicamentos na infância. Indian Pediatr. 1993;30(1):110-1.

18. Sharma VK, Dhar S. Clinical pattern of cutaneous drug eruption among children and adolescents in north India (Padrão clínico da erupção cutânea provocada por drogas em crianças e adolescentes no norte da Índia). Pediatr Dermatol. 1995;12(2):178-83.

19. Nitya S, Deepa K, Mangaiarkkarasi A, Karthikeyan K. Doxycycline induced generalized bullous fixed drug eruption-A case report. J Young Pharm. 2013;5(4):195-6.

20. Podder I, Chandra S, Das A, Gharami RC.Doxycycline Induced Generalized Bullous Fixed Drug Eruption. Indian J Dermatol. 2016;61(1):128.

21. Grimaux X, Bigot P, Leclec'h C. Erupção medicamentosa bolhosa fixa das glândulas devido ao tadalafil: Relato de um caso. Prog Urol. 2016;26(8):435-6.

22. Vide J, Moreira C, Cunha AP, Baldaia H, Magina S, AzevedoF. Erupção medicamentosa fixa bolhosa generalizada devida a bromexina. Dermatol Online J. 2016;15:22(7).

23. Sławińska M, Barańska-Rybak W, Wilkowska A, Nowicki R. Erupção bolhosa de drogas fixas devido ao fluconazol, imitando o herpes simplex.Clin Exp Dermatol. 2017;17:22-7.

24. Das A , Sancheti K , Podder I , Das NK. Erupção bolhosa fixa induzida por azitromicina.

Indian J Pharmacol. 2016;48(1):83-5.

25. Agarwala MK, Mukhopadhyay S, Sekhar MR, Peter CD. Erupção bolhosa fixa de drogas provavelmente induzida por paracetamol.Indian J Dermatol. 2016;61(1):121.

26. Epskamp C, Snels DG, Yo GL, Zuetenhorst HJ, Hamberg P. Erupção bolhosa fixa por medicamento num doente com carcinoma de células renais metastático induzida por contraste iodado durante o tratamento com pazopanib. Eur J Dermatol. 2016;26(2):207-8.

27. Jain A, Gupta N. Errupção fixa multifocal de drogas fixas devido à fenitoína: Uma Lição Aprendida!J Clin Diagn Res. 2015;9(12):OD04-5.

28. Bellini V, Bianchi L, Hansel K, Finocchi R, Stingeni L. Erupção bolhosa não pigmentar multifocal fixa devido à pseudoefedrina num medicamento combinado: observações clínicas e de diagnóstico. J Allergy Clin Immunol Pract. 2016;4(3):542-4.

29. Nair PA. Reação bolhosa a um medicamento fixo induzida por ciprofloxacina: relato de três casos. J Family Med Prim Care. 2015;4(2):269-72.

30. Sako EY, Rubin A, Young LC. Erupção bolhosa localizada de drogas fixas após a vacina contra a febre amarela.J Am Acad Dermatol. 2014;70(5):e113-4.

31. García-Doval I, Rosón E, Feal C, De la Torre C, Rodríguez T, Cruces MJ.

Erupção bolhosa fixa generalizada após vacinação contra a gripe, simulando penfigoide bolhoso. Ata Derm Venereol. 2001;81(6):450-1.

32. Balta I, Simsek H, Simsek GG. Erupção bolhosa fixa generalizada induzida por flurbiprofeno. Hum Exp Toxicol. 2014;33(1):106-8.

33. Hermida MD, Consalvo L, Lapadula MM, Della Giovanna P, Cabrera HN. Erupção bolhosa fixa induzida por óvulos de metronidazol intravaginal, com resultados positivos no teste de provocação tópica. Arch Dermatol. 2011;147(2):250-1.

34. Bandino JP, Wohltmann WE, Bray DW, Hoover AZ. Erupção bolhosa fixa induzida por naproxeno. Dermatol Online J. 2009;15(11):4.

35. Duarte AF, Correia O, Azevedo R, do CarmoPalmares M, Delgado L. Erupção bolhosa fixa a etoricoxib - mais uma prova do envolvimento de células T CD8+ intraepidérmicas. Eur J Dermatol. 2010;20(2):236-8.

36. Knapp CF 3rd, Cooke ER, Sheehan DJ. Erupção bolhosa fixa causada por flecainida. J Am Acad Dermatol. 2009;60(2):e3.

37. Kumaran S, Sandhu K, Saikia UN, Handa S. Erupção bolhosa da mucosa labial induzida por nimesulida. Indian J Dermatol Venereol Leprol. 2004;70(1):44-5.

38. Goel A, Balachandran C. Erupção bolhosa necrotizante fixa com hepatite devida à rifampicina. Indian J Lepr. 2001;73(2):159-62.

39. Young PC, Montemarano AD, Lee N, Sau P, Weiss RB, James WD.

Hipersensibilidade ao paclitaxel manifestada como uma erupção bolhosa fixa ao medicamento. J Am AcadDermatol. 1996;34:313-4.

40. Bhargava P , Mathur DK, Agarwal US, Bhargava R . Erupção bolhosa grave provocada por metronidazol que imita uma forma localizada de necrólise epidérmica tóxica. Indian J Dermatol Venereol Leprol. 1996;62(1):55-6.

41. Naik RP, Singh G. Erupção bolhosa fixa causada por medicamentos, presumivelmente devido à eritromicina. Dermatologica. 1976;152(3):177-80.

42. Bégaud B, Evreux JC, Jouglard J, Lagier G. Imputabilidade dos efeitos inesperados ou tóxicos dos medicamentos. Thérapie. 1985;40:111-8.

43. Bataille M, Vonarx M, Vermersch-Langlin A. Ilustração das dificuldades de diagnóstico e de prognóstico durante as fases iniciais das erupções bolhosas generalizadas fixadas por medicamentos. Eur J Dermatol. 2017;27(1):86-88.

44. Özkaya E. Erupção medicamentosa fixa da mucosa oral: características e diagnóstico diferencial. J Am Acad Dermatol. 2013;69(2):e51-8.

45. Mockenhaupt M. Severe drug-induced skin reactions: clinical pattern, diagnostics and therapy.J Dtsch Dermatol Ges. 2009;7(2):142-60.

46. Malviya N , Cyrus N , Vandergriff T , Mauskar M . Erupção bolhosa generalizada de drogas fixas tratada com ciclosporina. Dermatol Online J. 2017;15:23(2).

47. Lipowicz S, Sekula P, Ingen-Housz-Oro S, Liss Y, Sassolas B, Dunant A et al. Prognosis of generalized bullous fixed drug eruption: comparison with

Stevens-Johnson syndrome and toxic epidermal necrolysis. Br J Dermatol. 2013;168(4):726-32.

48. Zaïem A, Charfi O, Sahnoun R, Lakhoua G, Daghfous R, Aïdli S et al. A contribuição dos testes epicutâneos no eritema pigmentar fixo. Rev Fr Allergol. 2014;54(3):258.

49. Andrade P, Brinca A, Gonçalo M. Patch testing em erupções medicamentosas fixas - uma revisão de 20 anos. Dermatite de Contacto. 2011;65(4):195-201.

50. Naranjo CA, Busto U, Sellers EM, Sandor P, Ruiz I, Roberts EA, et al. A method for estimating the probability of adverse drug reactions. Clin Pharmacol Ther. 1981;30(2):239-45.

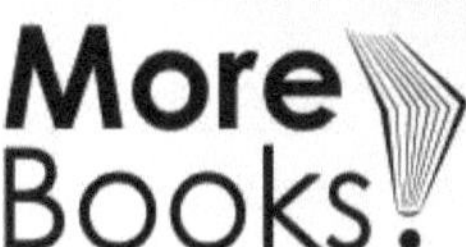

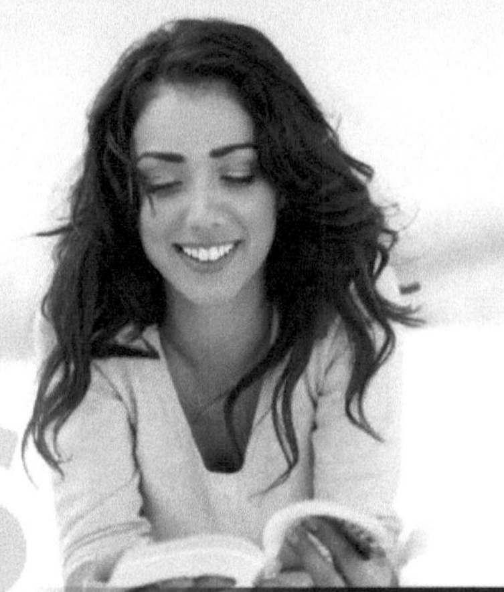

yes I want morebooks!

Buy your books fast and straightforward online - at one of world's fastest growing online book stores! Environmentally sound due to Print-on-Demand technologies.

Buy your books online at
www.morebooks.shop

Compre os seus livros mais rápido e diretamente na internet, em uma das livrarias on-line com o maior crescimento no mundo! Produção que protege o meio ambiente através das tecnologias de impressão sob demanda.

Compre os seus livros on-line em
www.morebooks.shop

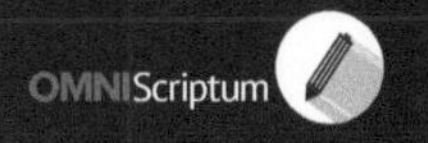

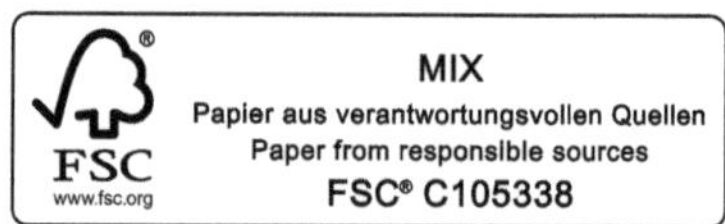

Printed by Books on Demand GmbH, Norderstedt / Germany